Grigori Petrovič Grabovoi

PRIMIJENJENE STRUKTURE PODRUČJA STVARALAČKE INFORMACIJE

Rad "Primijenjene strukture područja stvaralačke informacije" napisao je Grigori Petrovič Grabovoi 1998. godine

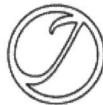

Jelezky Publishing, Hamburg 2013

Jelezky Publishing, Hamburg

www.jelezky-publishing.eu

1. Izdanje

Prvo hrvatsko izdanje 2013.

2013 Hrvatsko izdanje

Dimitri Eletski, Hamburg (izdavač)

Tisak; 2013.-1, 27.06.2013. 500 komada

Dodatne informacije o sadržaju:

"SVET Centar", Hamburg

www.svet-centre.eu

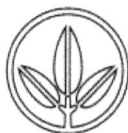

ISBN: 978-3-943110-29-6

UVOD

Ovaj rad nastao je na osnovi ideje o stvaralačkom znanju. Plan rada temelji se na postavci da se svijest čovjeka (za svaki je objekt to oblik reakcije) razmatra kao element svijeta u kojem su svi elementi međusobno povezani. U tom slučaju promjena čovjekove svijesti (ili oblika reakcije objekta) povlači za sobom promjenu svih drugih elemenata svijeta. To omogućuje stjecanje znanja o vanjskoj sredini i optimizaciju procesa koji se u njoj odigravaju. Budući da takva spoznaja svijeta proizlazi na osnovi elementa toga svijeta, stečena znanja ne razaraju svijet, već ga razvijaju u pravcu stvaranja. U vrijeme razornih tehnologija, nastalih kao rezultat spoznaje, nužno je razvijati stvaralački mehanizam spoznaje. Praktični rezultati, koji su prikazani u ovom radu, pokazuju da učenje o stvaralačkom razvoju spoznaje i upravljanja svijetom omogućuje oblikovanje svih fenomena realnosti i razvoj tehnike na ekološki siguran način.

POLAZNI PODACI

Ovaj rad nastao je na osnovi praktičnih rezultata dobivenih ostvarenjem koncepcije spasenja pomoću upravljanja. Sagledani su rezultati spasenja ljudi i tehnike te rezultati upravljanja materijom. Izvještaj o rezultatima nalazi se u radu od tri toma „Grigori Grabovoi. Praksa upravljanja. Put spasenja." Dobiveni rezultati pokazuju da je mijenjanje materije na stvaralačkom planu objašnjivo upotrebom pojmova poput svijesti, percepcije, informacije, objekta informacije, događaja naznačene realnosti i događaja fizičke realnosti. Pojmovi svijest i percepcija, koji se odnose na čovjeka, ovdje se primjenjuju i na druge objekte realnosti. Za takve će objekte termin svijest označavati način ukupne reakcije tih objekta na informativnu sredinu, a percepcija način pojedinačne reakcije segmenta objekta. S obzirom da dani materijal predstavlja reakciju čovjeka na informaciju, onda je jasno da se reakcija bilo kojih drugih objekata informacije može odrediti ekstrapolacijom čovjekove svijesti na druge objekte informacije. Takav element svijesti izaziva promjene u spoznavanom elementu. Stoga su znanja ovdje predstavljena na način da ih se može usvajati logički, jednako kao i asocijativno. U ovakvom izlaganju građe važan je razmještaj simbola i razmaka u tekstu.

Svijet se sastoji od uzajamno povezanih struktura. Mijenjanje jedne strukture dovodi do mijenjanja svih struktura svijeta. Ako promatramo svijest i percepciju kao jednu od struktura svijeta, moguće je ovisno o mijenjanju svijesti i percepcije odrediti zakone mijenjanja svijeta. Prihvaćajući poznate i provjerene zakone svijeta kao funkciju statičnog područja svijesti i percepcije, moguće je promjenom svijesti i percepcije mijenjati svijet. Stvaranje navedenog puta razvoja sastoji se u tome što se preobražaj svijeta, ovisno o upravljanju sviješću i percepcijom, odvija

4

bez razaranja. To je stoga što su i svijest i percepcija također elementi preobražaja svijeta u stanju sveobuhvatnih uzajamnih odnosa, a elementi preobražaja u svojoj uzajamnoj povezanosti pri samostalnom radu sami sebe ne razaraju. Stoga ne dolazi do kidanja niti sveopćih niti pojedinačnih veza. Koncepcija prikazivanja primijenjene strukture područja stvaralačke informacije bazira se na vezama između pojmova svijesti i percepcije, kao i drugih objekata koji se odnose na duhovne i materijalne strukture. Stvaralačko područje informacije uključuje i sve druge stvaralačke objekte informacije.

TEORIJA

Analiza praktičnih rezultata pokazuje da je uopćavanje teorijskog modela svijeta moguće kada uzmemo u obzir diskretni model realnosti. U diskretnom modelu svaka činjenica realnosti ima jednako značenje. Sve događaje moguće je prenijeti u oblik. Međudjelovanje tih oblika pretvara se u objektivne zakone svijeta.

Praksa upravljanja jest struktura upravljačke sredine. Pitanja vezana za upravljanje treba razgraničiti, prvo na upravljanje organiziranom sredinom vezanom uz bit postojanja koju naša svijest percipira, i drugo na upravljanje sredinom „vanjske" organizacije koja uključuje nepoznatu i neutvrđenu realnost.

Upravljanje u cilju spasenja podrazumijeva primjenu

svih mogućih praksi stvaralačkog plana u svrhu postizanja čina spasenja.

Aksiomatizacija načela spasenja bazira se na suglasnosti uvjetnih ili bezuvjetnih veza bezvremenskog intervala. Zakoni uređenja svijeta, realizirani u konkretnim rezultatima spasenja, prikazani su u ovom radu kao praktični mehanizmi spasenja.

Popis zakona o uređenju svijeta:

2.1 Mjerila za identičnost objekata odvojeni su od objekta identifikacije prostornom vezom između prošlosti i budućnosti.

2.2 Invarijabilnost (nepromjenjivost prvobitnog područja objekta u procesu preobražavanja) vremenskih oblika odražava se u primarnoj jedinici veza među objektima.

2.3 Prostor definira sekundarnu strukturu svijesti u odnosu na prvobitnu strukturu intervala kretanja.

2.4 Mjerilo je veza između zakona i granice, koje se određuje pri spoznavanju sredine, i to one vanjske s obzirom na točku percepcije.

Aksiomi uređenja svijeta:

2.5 Realnost svijesti u spoznavanju objekta percepcije.

2.6 Kretanje ima vektorsku (usmjerenu) prirodu samo u ograničenim područjima percipiranog svijeta.

2.7 Aksiomatski status istovremeno je i način arhiviranja poznatih znanja u cilju stvaranja metoda za razvoj znanja

6

o praksi spasenja.

Postulati uređenja svijeta:

2.8 Realnost je veza između svijesti i oblika života.

2.9 Koncepcija realnosti je svojstvo svijesti da preobrazi znanje.

2.10 Stvarnost se razlikuje od realnosti po razini shematskog pristupa načelima razumijevanja koncepcije svijesti.

Kako bi se znanje konkretiziralo, treba imati na umu da se upravljanje u cilju spasenja odigrava na svim poznatim razinama, pa i onima koje nisu formirane pomoću svijesti u trenutku spasenja. Odabir načina za djelovanje spasenja vrši se na osnovi dviju struktura. Prva ima osnovu u upravljačkom impulsu u biti spasitelja. Druga ima osnovu u povezivanju impulsa s praksom koja prati postizanje rezultata. Statika spasenja odvija se na osnovi međudjelovanja spasioca i spašavanih objekata. Postignuti rezultati rada prikazani su u izvornom izdanju u tri toma „Grigori Grabovoi. Praksa upravljanja. Put spasenja" i svjedoče o potrebi da se svjetovne pojave razmotre s točke gledišta onih područja koja stvaraju svijet. Područja koja stvaraju svijet imaju razgranatu strukturu. Svaka strukturna grana ima specifična svojstva.

Strukturna grana za stvaranje čovjeka ima sljedeća svojstva:

2.11 Događaji oko čovjeka grade se na području koje

sadrži minimalni udio onog područja vremena, koje daje mogućnost besmrtnosti.

2.12 Rakurs čovjekovih događaja, s točke gledišta reakcije objekata koji ga okružuju, određen je udaljenošću između čovjekovog shvaćanja i reakcije objekata na čovjeka.

2.13 Događaji u unutarnjem svijetu čovjeka mijenjaju se po načelu udaljavanja od izvora gdje se formiraju ti događaji.

2.14 Vanjski svijet koji okružuje čovjeka i unutarnji svijet čovjeka sjedinjeni su u procesu spoznavanja beskonačnosti.

2.15 Čovjekovi osjećaji imaju reproduktivnu bazu na području odsustva vremena.

2.16 Čovjekov razum može biti u području misli koje je čovjek sam uredio.

2.17 Čovjekovo se djelovanje formira preko vanjskog izvora svijesti pojedinca.

Čovjek je stvoren iz područja koje pripada strukturi čovjekove samospoznaje. Primijenjene strukture područja stvaranja čovjeka sadržane su u poznavanju načina regeneracije čovjeka, nezavisno od stanja u kojem se nalaze čovjekovo tkivo i informacija o čovjeku.

Za upoznavanje primijenjenih struktura na području stvaranja čovjeka, potrebno je najprije razmotriti elemente stvaranja.

Elementi stvaranja čovjeka:

2.18 Misli se stvaraju projiciranjem informacije desnog oka na područje informacije koje pripada srcu.

2.19 Osjećaji se stvaraju podjelom misli na diskretna područja stvaranja svijesti.

2.20 Hipoteze proizlaze iz projekcije osjećaja na misli.

2.21 Znanje simbolizira senzibilnost svijesti.

U uzastopnoj reprodukciji elemenata 2.18 - 2.21 prikazano je načelo prelaska izvjesnih znanja u višedimenzionalna znanja.

Višedimenzionalna znanja mogu se prikazivati preko različitih grana jedne strukture, ovisno o načinu stjecanja tih znanja. Svojstvo je takvih znanja da jedan čovjek različito razumije isti tekst, kada ga čita u različito vrijeme. Sukladno tome, različiti ljudi će svatko drugačije razumjeti višedimenzionalna znanja, što nas dovodi do jedinstvenog impulsa stvaralačke spoznaje. Proučavanjem i primjenom višedimenzionalnih znanja moguće je dobiti odgovor na svako pitanje, prema tome i odgovor na pitanje „kako spasiti?" Čitajući ovaj tekst Vi ćete steći jasne, kao i skrivene uvide o višedimenzionalnim znanjima.

Na području stvaranja čovjeka primijenjenu strukturu predstavlja stjecanje sposobnosti usvajanja višedimenzionalnih znanja.

Ta se znanja mijenjaju ovisno o težnji za njihovim usvajanjem, ali uvijek u pravcu stvaranja. Stoga se

9

višedimenzionalna znanja mogu širiti neograničeno. Takva znanja su sigurna u smislu izučavanja i širenja, jer svaka aktivnost u vezi sa znanjem spasenja uvijek je stvaralačka i nije razorna. Regeneracija čovjeka rezultat je primjenjivanja višedimenzionalnog znanja.

U primijenjenim strukturama stvaralačkog područja informacije razmatraju se područja, koja su relativno vanjska u odnosu na čovjeka. Riječ „relativno" ovdje znači to da se primjenjuju znanja o diskretnom i općem uređenju svijeta. U općem uređenju svijeta moguće je pomoću svakog područja znati o bilo kojem drugom području. U diskretnom uređenju svijeta sva područja informacije su za stvaralačku supstancu jednaka.

Područje stvaralačke informacije uređeno je na sljedeći operativni način:

2.22 Polje vanjske sredine predstavlja jednakost među objektima unutarnjeg odraza.

2.23 Psihu predstavlja kretanje misli s obzirom na razum opipljivosti. Razum je dakle ideja otjelotvorenja čovjeka.

2.24 Razum misli odnosi se prema razumu stvaranja, kao što se razum kretanja odnosi prema razumu ubrzanja.

U točkama 2.22 – 2.24 navedeni su načini socijalizacije u odnosu na prirodu spoznaje, gdje se kretanje promatra kao supstanca razuma, isto kao što je zaustavljanje svojstvo razuma za oslobađanje misli.

Na taj se način svemir može promatrati kao promjenjiva

struktura ovisno o percepciji. To i jest Put ka Spoznaji upravljanja stvaralačkom realnosti.

Sukladno tome ustroj čovjeka u okviru spoznaje jest sljedeći:

2.25 Čovjek raspoznaje prošlost kao što se životinja odnosi prema budućnosti. (Pod pojmom se životinje ovdje ne podrazumijeva postojanje realnosti dinamičkih bioloških objekata, koju čovjek razumije na razni riječi).

2.26 Čovjekova se misao izjednačuje s projekcijom njegove budućnosti na budućnost misli.

2.27 Načela stjecanja znanja izjednačeni su s faktorom njihove beskonačnosti.

Navedeni postulati karakteriziraju primijenjene strukture upravljanja kao područje građenja putem stvaranja.

Pojednostavljeno razumijevanje svemira koje se preklapa s opisanim faktorom upravljanja vanjskom sredinom jest sljedeće:

2.28 Kretanje i vrijeme su različite veličine istog sustava.

2.29 Vrijeme je upravljačka supstanca materije.

2.30 Materiju karakterizira prošlost svijesti.

2.40 Znanje je kretanje svijesti ka spoznaji Svijeta.

2.41 Faktor kretanja odgovara figuri projekcije Toga kretanja na realnost onog što postoji u Samom kretanju.

Faktorizacija kao objedinjavajuća funkcija

11

poravnavanja srednjih veličina odgovara pozicijama formalnih prikaza realnosti svemira na sljedeći način:

2.42 Faktor sjenke množine oličenje je sjenke podskupa. Pojam sjenke ovdje ima više varijanti, kao što i svjetlost ima više varijanti.

2.43 Pravi se kut svjetlosti očituje u udaljavanju od sjenka same svjetlosti.

2.44 Faktor izlaganja ovih znanja bazira se na dinamici spoznaje spasenja. Za spašene je svejedno kako se prikazuje svijet spasenja, ali će spašeni shvatiti načela prikazivanja Ovog svijeta putem varijabilnih riječi. Te riječi nisu vezane za razumijevanje smislenih nijansi ovih riječi u prošlosti ili budućnosti. One određuju sadašnjost na način da ih ne mogu svi čuti. Sada prenosim znanje na upravljanje stvaranjem bez riječi.

Daljnje je izlaganje jednako jasno i razumljivo: opisuju se područja nadverbalnog tipa. Primijenjena struktura takvog područja izražava se dinamikom bića u usporedbi sa pseudodinamikom u ortodoksnom smislu. Jer u misiji spasenja svaki ortodoksni pojam po zakonima spasenja preobražava misiju spasenja, mijenjajući tim samim svoj prvobitni oblik. Znanje o spasenju nadverbalnog tipa nepromjenjivo je zbog jednokratne i prvobitne usmjerenosti Samog znanja. Znanja o Samospoznaji.

Među znanja spasenja uvodim sljedeće pojmove:

2.45 Simbol – odraz mnogih realnosti.

2.46 Izbrisati simbol – preobraziti realnost.

2.47 Premjestiti simbol – promijeniti realnost.

2.48 Postaviti simbol – stvoriti realnost.

Principi odražavanja svijeta putem pojmova 2.45 – 2.47 omogućuju stvaranje upravljačke strukture putem simboličkih predstava o željenoj stvaralačkoj realnosti. Pritom se simbolika može mijenjati na proizvoljan način, isto kao što se i simbolu pridaje smisao. Takva struktura prikazivanja svijeta preobražava područje stvaralačke informacije u supstancu, kojom se upravlja i koja upravlja prema cilju spasenja. Cilj spasenja simbolički izgleda kao upravljanje egzistiranjem simbola. Područje stvaranja svemira jest simbol vječnosti.

To su teorijske osnove jednog dijela simboličke realnosti. Korištenje simbola omogućuje prikazivanje svijeta i u isti tren Njegov preobražaj u smjeru stvaranja. Razlika u prikazu istog objekta u različito vrijeme i na različitom mjestu svjedoči o nestabilnosti prostorno-vremenske slike svijeta. U svom postojanju i stvaralačkom razvoju svaki je objekt u sebi stalan, pa prema tome i apsolutan u smislu odražavanja u bilo kakvoj simboličkoj prirodi. Stoga, da ne bismo razvili relativni model prikazivanja svijeta, nego da odmah počnemo od osnova svijeta u skladu s prirodom Njegovog prikaza, prelazim na sljedeće:

2.49 Uređenje svijeta povezujem s njegovom opisnom prirodom, samim tim stvarajući simbol veze.

2.50 Stvaranje svijeta gradim preko simbola, samim tim stvarajući simbol Kreacije.

2.51 Preobražaj svijeta oblikujem simbolom preobražaja.

Primjenjivanjem pojmova 2.49. - 2.51 definira se simbol znanja i odvaja se znanje od simboličkog neznanja, što samo po sebi dovodi do upravljanja Kreacijom.

Verbalni dio ovog teksta izražava upravljanje riječima, kao što i odsustvo riječi označava stvaralačko upravljanje bez riječi. Polazeći od rečenog, misija spasenja pokazuje svijet kao bit Njegovog preobražaja.

Simbolički prikaz fenomena razvija se preko minimalizacije veličine područja informacije, koje odgovara dinamičkom procesu. Na primjer, prikaz kutnog područja može se sastojati od oblika iz proizvoljnih domena, ali određene konfiguracije:

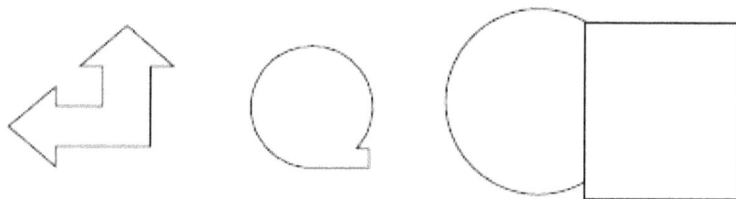

Prenošenje pojava i objekata u bilo koju opisnu strukturu može se ostvariti putem prijenosnih koeficijenata. Ako pretpostavimo da zbroj 2 + 2 iznosi 4, u simboličkom prikazu broj četiri je element broja 2, ali u budućem

14

vremenu. U ovom slučaju element vremena u obliku simbola predstavlja koeficijent prijenosa od simboličnog zapisa u sustav zapisa, kojeg smo upravo usvojili. Ovdje je iznesena temeljna osnova simbola upravljanja.

Kako bi se razumio slog, ubuduće će se trebati obratiti asocijativnoj prirodi riječi u skladu sa simboličkom prirodom realnosti.

3. PRAKSA

Stvaranje fizičkih realnosti temelji se na povezanosti diskretnih i kontinuiranih procesa u beskonačnosti. Pomoću materijala o vanosjetilnoj dijagnostici u aviotehnici, izloženih u prvom tomu rada „Praksa upravljanja. Put spasenja", može se pratiti stvaranje područja spasenja aviotehnike. Takvo područje se formira diskretnim međudjelovanjem područja budućih događanja s područjem aviotehnike. Čin spasenja nastupa u trenutku pojave aktivnosti u beskonačno udaljenoj točki svijesti. Praktični aspekt procesa stvaranja realnosti sastoji se u sagledavanju načela, koja prikazuju stvaranje prema unutrašnjim i vanjskim temeljnim postavkama. Vanjska struktura, koja prikazuje proces stvaranja, odnosi se na mehanizam međudjelovanja materije i područja informacije koje odgovara percepciji materije. Spoznavanje područja percepcije udaljenog od područja svijesti odgovara materiji udaljenoj od svijesti. Materija pripojena svijesti udaljuje područje svijesti od područja percepcije svijesti. Interval informacije koji odgovara spoznavanju nematerijalnog u slobodnijem shvaćanju odgovara odvojenim segmentima vremena razumijevanja. Raznolikost spoznaje i razumijevanja svijesti formira pitanje međudjelovanja čimbenika prisutnosti svijesti u spoznaji i čimbenika razumijevanja novonastale realnosti. Hijerarhija percepcije svijesti ima strogu razinu vezanu za realnost svijesti i uvjetnu razinu vezanu za područje samospoznaje.

U okviru opisanih mehanizama praksa spasenja izgleda kao sustav koji se samostalno razvija i čiji je izvor udaljen od objekta percepcije. Upravljačka struktura područja stvaralačke informacije nalazi se izvan autonomnog područja svijesti. Načela prikazivanja postojeće realnosti razlikuju se od načela prikazivanja buduće realnosti u spoznavanju čimbenika savršenstva spoznajne sredine. Faktorizacija i kanonizacija očitovanja bilo kojeg oblika kontrole realnosti uvjetovana je potrebom za prikazivanjem statike fenomena. Formalni mehanizam, koji prikazuje međudjelovanje područja budućih događanja i područja aviotehnike, sastoji se u sljedećoj funkcionalnoj zavisnosti:

(3.1)

$f(x,y,z) = k1*t1(x) + k2*t2(y,z) + k3$

x,y,z – koordinate prostora

k1 – koeficijent prevođenja mase svijesti u masu

percepcije

t1(x) – vrijeme percepcije zavisno od koordinate x

k2 – koeficijent koji određuje razliku vremena percepcije raznih objekata

t2(y,z) – vrijeme zavisno od koordinata y,z.

(3.2)

$$k3 = f(x,y)/2 + 278*(k2*t1(x) + k3*t2(y))$$

Izračunavanje k3 kod x $\Rightarrow \infty$ (d) omogućuje određivanje brojčane vrijednosti f zavisno od područja informacije odgovarajućeg područja aviotehnike i područja prošlih događanja.

Kako bi se opisala veza između mikro i makro procesa treba razmotriti područje koje organizira primijenjenu strukturu svijesti. Podjela svijesti na perceptivni i ne-percepcijski dio formira dvije projekcije:

(3.3)

$$m(t) = m(x,y,z \ (x,y,z))$$

(3.4)

$$m(x,y) = m(t(x,y,z))$$

m(t) – masa (mjerljivog) utroška vremena;

m(x,y,z) – masa prostora, uz uvjet mijenjanja koordinate

z prilikom mijenjanja svijesti, koja percipira beskonačno udaljeno područje.

Utrošak mase vremena zavisi od mijenjanja svijesti na području upravljanja na sljedeći način:

(3.5)

$$t(m1,m2,m3) = t1(k3) + S(k3+278/(k1+248-5*k) - 428*k2)$$

m1,m2,m3 – projekcije vremena na odgovarajuće koordinate x,y,z.

t1 – vrijeme mijenjanja svijesti izvan područja direktnog (svjesnog i kontroliranog) upravljanja;

S – funkcija svijesti;

k – interval stabilizacije svijesti pri percepciji formule stvaralačkog područja.

(3.6)

$$k = m3(x,y,z(x,y))$$

Masa događaja, mjerena kao ukupna masa svih elemenata događaja, dijeli se na vremenske intervale po točkama granica intervala. Stoga je vezu procesa mikro i makro razine moguće naći na graničnim točkama vremenskog intervala upravljačke sredine:

(3.7)

$G(x,y,z,t) = g(t(x,y,z))$

G – makro razina

g – događaji mikro razine

Iz navedenog događaja proizlazi da objekt koji može upravljati diskretnim razinama svijesti i percepcije na razini graničnih fenomena mikro i makro procesa, može stvoriti bilo koju informativnu, pa prema tome i materijalnu sredinu.

Osnovni zakon dobivanja energije

(3.8)

$E = V*S$

E – energija

V – volumen

S – brzina percepcije volumena

Na primjer, ako se razmotri zadatak u kojem volumen predstavlja tekst knjige, onda se vidi da je energija individualna i da se mijenja zavisno od brzine percepcije teksta onoga tko čita taj tekst. Prema tome, takav pristup otkrivanju energije dovodi do zaključka da se bilo kakva promjena energije odražava na bilo kojem vanjskom objektu. To znači da prikazani način dobivanja energije ne razara vanjske strukture. U ovakvom percipiranju energije sve su promjene vanjske sredine konstruktivne i odgovaraju evoluciji koja nema razorni karakter. Dakle, proučavanje percepcije i svijesti čovjeka (kao i načina reakcije bilo kojeg objekta) u svojstvu elementa uređenja svijeta, dovelo je do proizvodnje energije za objekt. Jasno je da se energija ne dobiva iz objekta, već iz skladnog područja odnosa između objekta i područja percepcije danog objekta. To skladno područje predstavlja konstantu (stalnu veličinu). Ovo pak pokazuje da se energija može dobiti preko stalne veličine, ne narušavajući ravnotežu u procesima stvaranja. Pritom se ne oštećuje ni sam objekt koji dobiva energiju, ni objekt iz koga se dobiva energija, niti bilo koji drugi objekt. Dokazano je načelo beskonačnog rada objekta (za čovjeka to znači besmrtnost). Moguće je analizirati pronalazak onih područja koja sadrže strukturu navedenog načela beskonačnosti u svijesti, te dobiti konkretne metode izdvajanja iz čovjekove svijesti, kao i iz područja vanjske reakcije bilo kojeg objekta, koje reproducira strukture stvaralačkog područja informacije.

(3.9)

$$V/S = const.$$

Na taj je način otkriven nepresušni izvor energije. To u konkretnom slučaju znači da je primjenom zakona razvoja statičke svijesti moguće razvijati umjetnu tehnologiju na načelima ustroja statičke svijesti. Takva tehnologija je konstruktivna i skladno se upravlja putem svijesti.

Praktični primjer, temeljen na materijalima za praksu upravljanja, pokazuje da se pred događajem u fizičkom prostoru mijenja koncentracija mikro elemenata u izravnoj zavisnosti od vremena događaja. Na ovom je principu konstruiran i uređaj, koji omogućuje prognoziranje zemljotresa točno u milisekundu, na osnovi koncentracije helija u zoni zemljotresa. Moguće je također izraditi tehnološke uređaje, koji omogućuju prognoziranje prirodnih katastrofa na osnovi mijenjanja materije u bilo kojem segmentu promatranog prostora. Taj se prostor ne mora nužno poklapati s prostorom događaja.

Unifikacija pristupa ka određivanju zakona uzajamnih veza među područjima informacije sastoji se u tome da se područje, koje pripada reakciji objekta, prenosi u područje uopćavanja vanjske sredine. To omogućuje prognoziranje izmjena kako samog objekta tako i vanjske sredine.

Načela vremena
Izdvajanje oblika vremena

Načela vremena gledaju se kao istovrsni elementi svijesti. Uzimajući vrijeme kao beskrajno udaljen objekt u obliku kocke, moguće je preobraziti prostor na temelju sljedeće zavisnosti:

Volumen prostora V, tj. kubični oblik vremena Ω pomnožen s površinom S, pomnožen s brzinom slobodnog pada g i podijeljen s vremenom percepcije t.

(3.10)

$$V = \Omega * S * g/t$$

Iz ove formule proizlazi da je mijenjanjem površine ili vremena svoje percepcije moguće premještati se u prostoru događaja u vrijeme kada se neželjeni događaj još nije odigrao, te da se promjenom percepcije putem posebnih koncentracija svijesti sadašnji i budući događaji mogu mijenjati na bolje. Na taj je način moguće liječiti bolesti otklanjajući njihove uzroke u prošlom vremenu. Stvorivši koncentratore oblika, na primjer u obliku piramide, moguće je pomoću optičkih elemenata primati i prenositi informaciju koristeći izdvojeni oblik vremena Ω.

U tom slučaju, kada je prijenosnik informacije oblik vremena, informaciju je moguće primiti i prenijeti na bilo koju udaljenost i to trenutno i bez gubitaka. Takav način prenošenja informacije ekološki je siguran, jer ne utječe na prostorne promjene.

Vrijeme ima među-komponentnu osnovu. Vrijeme događaja nije vrijeme formiranja događaja. Vrijeme budućnosti je vrijeme trenutne svijesti. Formula:

(3.10.1)

$$24000*F(G,X) = X**3+G$$

X – prostor

G – vrijeme svijesti

22

Temeljne i primijenjene strukture
područja stvaralačke informacije
(ESP Grigoria Grabovoia)

Formula novine: Otkriće područja informacije koje stvara. Otkriće svojstva i mjesta gdje se nalazi područje stvaralačke informacije dovelo je u praksi do izlječenja 4. stupnja raka i AIDS-a (izvještaji o rezultatima zvanično su ovjereni u OUN), dakle do otkrića nerazornog područja stvaranja.

Kratak opis: Otkrivena je potpuna identičnost (prema načelu automorfnosti, izomorfnosti i sl.) svih objekata informacije pred stvaralačkim područjem informacije. Otkriće stvaralačkog područja informacije ostvareno je putem odraza realiziranih objekata informacije na unutrašnjoj površini sfere prošlih (poznatih) objekata informacije. Segment sfere koji pripada budućoj informaciji i koji određuje komponente stvaranih objekata nalazi se u obliku plohe na vanjskoj površini sfere poznatih objekata informacije, koja se može odrediti projekcijom područja realiziranih objekata na vanjsku površinu sfere poznatih objekata. Stvaranje se događa uslijed međudjelovanja između područja informacije prema mjerilima identičnim u odnosu na stvaralačko područje kroz unutrašnjost (područja koja su u međudjelovanju) onih područja, koja su dinamična u odnosu na realizirane objekte. Projekcije stvaralačkog područja na djelomično promjenjive objekte realizacije, koje su statične u odnosu na te objekte

23

realizacije (stabilne prema mjerilima) formiraju konkretne tehnologije bilo kakve nerazorne upotrebe stvaralačkog područja. Pod pojmom nerazorivosti podrazumijeva se neuništivost stvaralačkog područja prilikom bilo kakvih promjena na unutrašnjim i vanjskim područjima. To je otkriće jedinstvenosti i raznolikosti stvaralačke sfere, bez obzira na broj stvorenih objekata. Formalni matematički aparat odgovara jednadžbi prijenosa topline i mase u područja presijecanja dinamičnih sfera unutar zajedničke makro sfere, koja sadrži i odražava svu vanjsku informaciju u odnosu na svaku sferu, koja se nalazi unutar opće makro sfere.

Opis područja primjene:

1. Svaka konstrukcija gdje je potrebno stvaranje.

2. Posebni slučajevi primjene.

2.1 Postignut je rezultat potpunog izlječenja grupe bolesnika koji imaju 4. stupanj raka i AIDS (rezultat je potvrđen istim laboratorijsko-instrumentalnim metodama pomoću kojih je bila utvrđena dijagnoza na mjestu pregleda bolesnika u ustanovama Ministarstva zdravlja, i službeno ovjeren u OUN).

2.2 Otkriće samostalnog razvoja inicijaliziranog izvora informacije po obrascu primarnog područja, gdje stvaralačku supstancu predstavlja područje informacije koje odgovara po mjerilima primarnom području u cjelokupnom stvaralačkom spektru, u svojstvu je

24

diskretnog područja informacije.

2.3 Otkrićem veza između diskretnih objekata otkrivena je i tehnologija spoznavanja zakona stvaranja.

Faza rada: Ostvarena su tri konkretna slučaja primjene otkrića i izgradio se prikladan kompleks aparata i uređaja, koji se prilično dugo ispitivao i učinkovito provjerio u praksi stvaranja.

Prednosti. Otkriće omogućuje realizaciju bilo kojeg usmjerenja u stvaralačkom razvoju prema načelu samoostvarenja objekata informacije, kao i razradu, pojednostavljivanje, mijenjanje samostalno razvijajuće sredine te usmjeravanje informacije na stvaranje bez razaranja. Otkriće omogućuje prelaženje među objektima informacije, koje se prikazuje preko matematičkih preobražaja (s obzirom na područje samostalno razvijajućeg matematičkog aparata, gdje formule sadrže promjene u samom matematičkom aparatu, zavisno od promjene u stvaranom objektu). Otkriće u procesu realizacije otkriva bilo koje pravce u konkretnoj praksi, na primjer kada je prilikom matematičkog prikaza stvaranih objekata bila otkrivena matematika, čije formule sadrže svu informaciju o objektu na plus-minus beskonačnom području informacije odgovarajućeg objekta. Diskretna se pak područja informacije objekta razvoja jednostavno prikazuju preko poznatog matematičkog aparata i ortodoksnog matematičkog aparata. Ovo otkriće samostalno razvijajuće matematike ovisi o fazi stvaranja objekta (što je dovelo do otkrića i stvaranja konceptualno novih tehnoloških sustava, koji su se realizirali u smislu uređaja i tehnike, te koji ni pod kojim uvjetima ne razaraju ni tvorca tog sustava niti bilo koje druge objekte informacije). Time je omogućeno da se bilo kakvi fenomeni iz vanjske sredine prikažu jednostavno i u uzajamnoj povezanosti sa samim instrumentom prikaza, te shodno tome da se stvore sve vrste tehničkih i tehnoloških objekata realizacije nerazornog stvaranja. Prilikom tehničke realizacije, primjenom uređaja i aparata, izgrađeni su sustavi usmjereni na stvaralački razvoj, koji imaju funkciju pravilnog mijenjanja u slučaju bilo kakve promjene na bilo kojem objektu informacije. Ono što je od Tvorca.

Arhiviranje informacije u bilo kojoj točki vremena-prostora

Formula novine. Novina su načela raščlanjivanja informacije, zasnovana na postulatu jedinstva prostora i vremena u beskonačnosti.

Sažetak: Otkrivena je metoda arhiviranja bilo koje informacije pomoću područja beskrajno udaljenih točaka. Metoda se sastoji u tome što se prostor razmatra kao neizmjenjiva struktura vremena. Vrijeme se razmatra kao funkcija prostora.

Točka reprodukcije materije razmatra se kao posljedica reakcije vremena na mijenjanje prostora. U tom je slučaju

Iako izračunati dodirne točke prostora i vremena. Ove točke i jesu točke arhiviranja bilo koje informacije.

Prednosti. Poznavanje točaka arhiviranja informacije omogućuje izgradnju tehnološkog sustava na osnovi računala, koje može arhivirati potrebnu informaciju u bilo kojoj točki prostora ili vremena. Arhivirana informacija u prošlosti daje statičnu konstrukciju razumnog stroja. Arhiviranje u budućnosti proizvodi dinamičku konstrukciju razumnog stroja. Područje sadašnjosti u tom procesu predstavlja upravljanje razumnog stroja. Na taj je način moguće stvoriti odgovarajući oblik razuma, koji će u potpunosti vladati strojem i upravljati njime. Takav oblik razuma ne razara stvaraoca, pa je prema tome opisani razumni stroj bezopasan za čovjeka, životinje i druge objekte informacije.

Način realizacije u kompjuterskoj tehnici: Arhiviranje informacije se ne vrši na disketama ili na današnjim uobičajenim nosačima informacije, već u vakuumu putem pojedinačnih impulsa iz specijalne naprave u kompjuteru. Također je moguće arhivirati informaciju u zraku pomoću impulsa iz odraza diskete ili u bilo kojoj drugoj tvari, koja ima svojstvo beskonačnog zapisivanja. Informacija arhivirana na ovaj način može se smatrati kao uređaj veličine vrha šibice (promjer uređaja 3 milimetra) ili kao područje arhivirane informacije.

Ovakvim primjenjivanjem modela arhiviranja moguće je stvoriti temeljno novi oblik kompjuterske tehnike, koja se može iskoristiti za stvaranje potrebnog oblika razuma koji se nalazi u vakuumu, zraku ili bilo kojoj drugoj tvari. Pritom treba imati u vidu da se uređaj za očitavanje arhivirane informacije može napraviti istom metodom arhiviranja u bilo kojem prostoru-vremenu. Time u praksi dobivamo razumni stroj, koji ne zauzima mjesto i nalazi se u pravom mjestu i vremenu. Drugim riječima, to je oblik razuma kojim se može upravljati po želji i koji se u određenim uvjetima može usmjeriti na stvaranje materije, prostora ili vremena.

Vrijeme je jedan od oblika prostora

Formula novine: Novina je dobivanje praktičnih rezultata stvaranja materije na osnovi sinteze vremena i prostora.

Sažetak: Otkriveno je svojstvo materije, koje omogućuje da se praktički trenutno dobije potrebni oblik na osnovi jedinstvenog programa sadržanog u bilo kojem vremenskom intervalu.

Postoji standardizirani znanstveni aparat otkrića, koji je potvrđen statistički i putem instrumenata.

Opis područja primjene: Kompjuterska tehnologija upravljanja materijom, obnavljanje tkiva organizma, izgradnja građevina i mehanizama.

Prednosti: Trenutno obnavljanje organa u opasnoj po život patologiji, koja zahtijeva hitno obnavljanje organa;

28

izgradnja sigurnih kompjuterskih tehnologija upravljanja materijom; stvaranje materije, koja je po svojoj funkciji i obliku neophodna, na udaljenim i teško dostupnim dijelovima.

Kompjuterska tehnologija upravljanja na daljinu

Formula novine: Primjenjuje se načelo prijenosa informacije u geometrijski oblik.

Sažetak: Promijenjeni geometrijski oblici odgovarajuće polazne informacije dopunjuju se kompjuterskim programima do neizmjenjivih parametara. Dopunjeni oblici pod određenim impulsom upravljaju na bilo kojoj udaljenosti. Razrađena je tehnologija prijenosa informacije bilo kojeg događaja u geometrijske oblike, koji se prikazuju u ortodoksnoj matematici. Kako bi se događaj izmijenio, posebni kompjuterski program pretvara prvobitni oblik koji odgovara događaju u oblik koji mijenja događaj na željeni način.

Opis područja primjene: Upravljanje bilo kojom informacijom koja se može prenijeti u oblik.

Prednosti: Korištenje kompjuterske tehnologije upravljanja informacijom u medicini, preciznim tehnologijama itd.

Princip uređenja prostora-vremena sa stanovišta modela svemira u kretanju

Za osnovu modela uzima se činjenica da vidljivi i promjenjivi dio svemira čine signali iz objekata u relativnom kretanju u odnosu na promatrani svemir. U tom su slučaju zakoni razvoja predvidljivi na temelju postojećih prethodnih podataka o razvoju procesa u svemiru. Polazeći od toga da se razvoj kretanja odvija prema uzajamno izmjenjivim koordinatama, moguće je upravljati kretanjem razvoja promatranog i udaljenog prostora.

Premještanje kao vrijeme prostora

Razmotrivši premještanje kao vrijeme prostora mogu se izvesti sljedeći zaključci:

1. Zakoni premještanja fizičke materije mogu se razmatrati kako sa stanovišta vremena u prostoru premještanja, tako i sa stanovišta vremena koje ne pripada prostoru u kojem se vrši premještanje.

2. Koristeći znanje o vremenu izvan prostora premještanja mogu se izvesti sljedeće zavisnosti vremena od prostora:

(3.11)

$$F(T,X) = G(X)/273 + k1$$

$F(T,X)$ – funkcija prostora u vremenu,

G(X) – X**2 – 271 za Zemlju;

k1 – T**3 – 478 za Zemlju.

3) Metoda podjele vremena na komponentu koja s odnosi na prostor premještanja (kretanja) i komponentu koja se ne odnosi na prostor premještanja, omogućuje određivanje pozicije objekta u svakom momentu vremena, bez upotrebe pojma brzine ili vanjske kontrole objekta. Komponenta vremena u takvoj podjeli u potpunosti identificira objekt, neovisno o njegovim svojstvima i karakteristikama.

Prikazana metoda omogućuje izgradnju tehnoloških sustava, koji na principu razdvajanja vremena na dvije komponente, ostvaruju potpunu kontrolu nad objektom. Za ovo se mogu upotrijebiti kristali prirodnog i umjetnog podrijetla. Osobine kristala trebaju odgovarati specijalnim uvjetima optike i provodljivosti pri stalnim temperaturama. Sličan se rezultat može dobiti obradom informacije preko određenih programa i aparature.

Planetarni sustavi

Planetarni sustavi odlikuju se aktualnim vremenom. Da bi se vrijeme jednog planetarnog sustava prenijelo u vrijeme drugog planetarnog sustava treba koristiti sljedeću formulu premještanja:

(3.12)

T = P+M*(EXP(F(T))**32

T – vrijeme na promatranom planetu

P – volumen percipiranog prostora planeta u mjestu mjerenja

M – koeficijent prenošenja vremena u prostor i za Zemlju on iznosi 47

(3.12.1)

$$F(T) = T^{**}32/(64 + X)$$

Pri čemu je: X – koordinate prostora

Dobivena ovisnost omogućuje da se dobije prostor bilo kojeg planeta pri fiksiranju vremena na jednu planetu. Na taj način interval vremena na jednom planetu, zbijen u točku, omogućuje da se fizička materija praktički trenutno premjesti na bilo koji drugi planet.

Načela organizacije ponovljivih znanja

U razvoju znanstvene spoznaje načelo ponovljivosti utvrđenih zakona ima važnost do otkrića općih zakona. Opći zakoni trebaju uključivati ranije zakone. Praksa spasenja pokazuje da se u trenutku spasenja često realiziraju spontani (ranije neprimijećeni) zakoni svijeta. U okviru percepcije statična svijest označava ponovljivost zakona svijeta. Fenomene statične svijesti, to jest ponovljive zakone svijeta (na primjer, zemljina sila teža, ubrzanje pri slobodnom padu, Planckova konstanta itd.) moguće je prenijeti u zakone stvaranja i spasenja, u zakone dinamične

32

svijesti. Potrebno je koristiti formulu prijelaza od statike ka dinamici:

A = B+C/278*K

A – zakoni statike;

B – zakoni dinamike;

C – zakoni opće percepcije;

K – koeficijent adaptacije svijesti.

Otkriće zakona fizičke realnosti, analogne projekcije zakona svijesti

Moji praktični radovi o korištenju vlastite vidovitosti prikazani preko svjedočanstava u djelu u tri toma „Praksa upravljanja. Put spasenja" dokazuju da se putem vidovitosti može dobiti informacija o prošlosti, sadašnjosti i budućnosti. Razmatrajući svijest kao strukturu koja se sastoji od područja koje odgovara čovjeku i područja koje se projicira u različito vrijeme i prostor, moguće je odrediti zakone dinamike tih područja u toku vidovnjačke seanse. Područje projekcije svijesti u stvari je materija, koja ima funkciju premještanja u bilo koji prostorno-vremenski kontinuum. S obzirom da se pri premještanju projekcije svijesti u područje svijesti koje odgovara čovjeku pojavljuje informacija projekcijskog dijela, mogu se definirati zakoni dinamike komponenata svijesti.

F(P) = G+V (G)/V(P)

F(P) – funkcija F projekcijske komponente svijesti;

P, G – komponenta svijesti koja se odnosi na čovjeka;

V(G) – promjena volumena V oblika informacije kojem odgovara G;

V(P) – promjena volumena oblika informacije kojem odgovara P.

Znajući da je premještanje projekcijske komponente svijesti različito od premještanja fizičkog tijela s obzirom na različite vektore vremena u odnosu na istovrsne procese, mogu se stvoriti fizički objekti sposobni za premještanje u bilo koji prostor u prošlosti i budućnosti.

Na taj način, poznajući zakone preobražaja svijesti, moguće je preko analogne projekcije dobiti zakone preobražaja fizičke realnosti.

4. ZAKLJUČCI

Prikazani materijal omogućuje da se izvedu zaključci u svrhu njihove praktične uporabe.

4.1 U području stvaranja sadržan je element neuništivosti stvorenog objekta.

4.2 Budući da se istraživanje realnosti temelji na sposobnosti objekta koji obavlja istraživanje, neophodno je proširiti svijest i percepciju objekta na razinu dobivanja pozitivnog rezultata.

4.3 Kada istraživanje dosegne razinu dinamičkog upravljanja, tada se proučavani objekt mijenja. U tom se smislu upravljanje objektom vrši s obzirom na izmjene objekta u zavisnosti od reakcije na sve objekte informacije.

4.4 Područje koncentracije odvaja parametre objekta upravljanja od objekta.

4.5 Proučavanje reakcija u svijesti omogućuje da se izradi tehnika, kao i sustavi životne aktivnosti na stvaralačkoj razini, bez razaranja.

4.6 Određene su funkcionalne veze među područjima informacije.

$f(x,y,z) = k1*t1(x)+k2*t2(y,z)+k3$

x,y,z – koordinate prostora

k1 – koeficijent prevođenja mase svijesti u masu percepcije

t1(x) – vrijeme percepcije u zavisnosti od koordinate x

k2 – koeficijent koji definira razliku u vremenu percepcije raznih objekata;

t2(y,z) – vrijeme u zavisnosti od koordinata y,z;

$k3 = f(x,y)/2 + 278*(k2*t1(x) + k3*t2(y))$

Otkriven je osnovni zakon dobivanja energije na osnovi brzine percepcije volumena informacije.

Osnovni zakon dobivanja energije:

$E = V*S$

E – energija

V – volumen

S – brzina percepcije volumena

Iz skladnog područja međudjelovanja objekta i područja reakcije objekta otkriven je nepresušni izvor energije.

Dobiveni su rezultati u obliku sljedećih pojmova:

Načela vremena
Izdvajanje oblika vremena

Načela vremena razmatraju se kao istovrsni elementi svijesti. Razmatrajući vrijeme kao beskonačno udaljeni objekt u obliku kocke, moguće je postići preobražaj prostora u sljedećoj zavisnosti:

Volumen prostora V je kubni oblik vremena Ω, pomnožen površinom S koju percipira promatrač, pomnožen ubrzanjem slobodnog pada g i podijeljen s vremenom percepcije t:

$$V = \Omega * S * g/t$$

Iz ove formule proizlazi da je moguće, mijenjajući površinu ili vrijeme svoje percepcije, premještati događaje u prostoru u ono vrijeme, kada se nepotrebni događaj još nije dogodio, te da se mijenjanjem percepcije pomoću posebnih koncentracija u svijesti može mijenjati sadašnjost i budućnost događaja na bolje. Otkrivena je potpuna identičnost (po principu automorfnosti, izomorfnosti) svih objekata informacije pred stvaralačkim područjem informacije.

Otkrivena je metoda arhiviranja bilo koje informacije

36

putem područja beskrajno udaljenih točaka.

Otkriveno je svojstvo materije koje omogućuje da se praktički trenutno dobije potreban oblik na osnovi jedinstvenog programa, sadržanog u bilo kojem vremenskom intervalu.

Radi upravljanja na daljinu primjenjuje se načelo prijenosa informacije u geometrijske oblike.

Dobivena je formula prenošenja vremena jednog planetarnog sustava u vrijeme drugog planetarnog sustava:

$T = P+M*(EXP(F(T))**32$

T – vrijeme na proučavanom planetu

P – volumen percipiranog prostora planeta na mjestu mjerenja

M – koeficijent prenošenja vremena u prostor, za Zemlju iznosi 47.

$F(T) = T**32/(64 + X)$

X – koordinata prostora

Dobivena ovisnost omogućuje da se dobije prostor bilo kojeg planeta pri fiksiranju vremena na jednom planetu.

Definirana su načela uređenja prostora – vremena sa stanovišta modela svemira u kretanju.

Premještanje je razmotreno kao vrijeme prostora.

Definirana su načela organizacije ponovljivih znanja.

Razrađena je metoda otkrivanja zakona fizičke realnosti, analogne projekcije zakona svijesti.

5. SPISAK LITERATURE

1. Grigori Grabovoi. „Praksa upravljanja. Put spasenja."
Tom 1, Tom 2, Tom 3. Moskva, izd. Sopričastnost, 1998.
2. Certifikati – licence Međunarodnog registracijskog ureda informativno-intelektualnih noviteta, izdani G. P. Grabovoiu za područje otkriće, princip, metoda, model. Broj registracije: 000287, 000284, 000286, 000285, 000283. Datum izdavanja: 19. Prosinac 1997.

Sadržaj

www.ingramcontent.com/pod-product-compliance
Lightning Source LLC
Chambersburg PA
CBHW060704280326
41933CB00012B/2292